DE

L'HYDROTHÉRAPIE

DANS LA

BRONCHO-PNEUMONIE DES ENFANTS

PAR

Pierre LACOUR

Docteur en médecine de la Faculté de Paris,
Ancien interne des hôpitaux de Lyon.

* * *

PARIS

A. DELAHAYE et E. LECROSNIER, LIBRAIRES-EDITEURS

2, Place de l'École-de-médecine

1884

DE

L'HYDROTHÉRAPIE

DANS LA

BRONCHO-PNEUMONIE DES ENFANTS

PAR

Pierre LACOUR

Docteur en médecine de la Faculté de Paris,
Ancien interne des hôpitaux de Lyon.

PARIS

A. DELAHAYE et E. LECROSNIER, LIBRAIRES-EDITEURS

2, Place de l'École-de-médecine

1884

A M. LE DOCTEUR COLRAT

Professeur agrégé à la Faculté de médecine de Lyon
Médecin des hôpitaux

M. LE DOCTEUR DAMASCHINO

Professeur à la Faculté de médecine de Paris
Médecin des hôpitaux

DE L'HYDROTHÉRAPIE

DANS LA

BRONCHO - PNEUMONIE DES ENFANTS

———

INTRODUCTION.

La broncho-pneumonie est une des affections les plus redoutables de l'enfance ; dans les hôpitaux, on peut dire sans exagération que c'est un véritabie fléau, surtout pour les sujets les plus jeunes. Complication habituelle de trois maladies très communes : la rougeole, la coqueluche et la diphthérie, la broncho-pneumonie se présente aussi très souvent à nous comme maladie a frigore, succédant à une simple bronchite. Enfin, elle semble fréquemment résulter d'une sorte d'empoisonnemént nosocomial ; c'est ainsi qu'on voit la maladie s'attaquer successivement à tous les êtres débilités qui ont séjourné quelque temps dans les salles d'hôpital, que ce soient des rachitiques, des scrofuleux ou des athrepsiques. Ce fait avait tellement frappé Guersant, que ce médecin en était arrivé à croire à la contagion de la pneumonie lobulaire.

M. Henri Roger (1), dans son article du Dictionnaire encyclopédique des sciences médicales, cite des chiffres qui sont d'une terrible éloquence. « Sur 199 observa-
« tions, dit-il, j'ai constaté seulement 52 guérisons
« contre 147 décès, c'est-à-dire que la mortalité a été de
« près des trois quarts. Sur 126 enfants décédés dont
« nous avons recueilli l'observation, 79 avaient moins de
« 3 ans, 44 étaient âgés de 3 à 6 ans, et 3 seulement
« avaient dépassé leur sixième année, et si l'on met en
« regard les chiffres corrélatifs des malades, on voit que
« la mortalité est, pour les sujets au-dessous de 3 ans,
« de plus des trois quarts, de 3 à 6 ans plus que moitié,
« et, passé 6 ans, d'un dixième seulement ».

En 1857, à l'hôpital des Enfants, à Saint-Pétersbourg, la mortalité de la broncho-pneumonie fut de 68 p. 100 (2).

Une statistique de Bouchut donne 33 décès pour 55 malades.

Barrier, dans son ouvrage, nous fournit les renseignements suivants : « Sur 61 cas de pneumonie lobulaire,
« 48 se sont terminés par la mort, 8 par une guérison
« complète, 5 malades ont été emmenés par leurs pa-
« rents dans un état de guérison encore incomplète,
« mais qui paraissait assez probable pour la plupart.
« Nous remarquerons encore que, sous le rapport de la
« mortalité, il y a une grande différence entre les enfants
« âgés de moins de cinq ans et ceux qui ont dépassé cet
« âge. En effet, les premiers, au nombre de 45, ont
« fourni 38 morts, et les seconds, au nombre de 16, en
« ont fourni seulement 10 (3) ».

(1) Dict. Dechambre. Art. Broncho-pneum.
(2) Steffen. Klinik der Kinderkrankheiten, 1, Bd. Berlin, 1865,
(3) Barrier. Maladie des enfants, t. I, p. 258.

Steffen, sur 72 cas, a eu 41 morts. De ces 41 décès, on doit retrancher 6 cas dans lesquels la broncho-pneumonie n'a joué qu'un rôle secondaire, les malades étant atteints d'affections organiques du cœur ou d'autres viscères importants. Il reste donc 35 cas, dont 19 appartiennent à la première année de la vie, et 18 à la deuxième année (1).

La statistique de Ziemssen est de 36 morts pour 98 cas. Il faut noter que cette statistique comprend les malades de l'hôpital et ceux de la pratique civile. Quoi qu'il en soit, au-dessous d'un an, ce praticien a perdu la moitié de ses malades ; de un an à trois ans, il a eu 17 décès pour 45 malades, soit à peu près les deux cinquièmes ; pour les années suivantes, la mortalité n'a été que de un quart (8 sur 31) (2).

Nous n'avons pas pu nous procurer une statistique générale des cas de broncho-pneumonie observés chez les jeunes enfants à l'hôpital de la Charité de Lyon.

M. Colrat, professeur agrégé, médecin de l'hôpital de la Charité, convaincu par expérience de l'impuissance des médications ordinaires, résolut, il y a quelques mois, de mettre à l'épreuve le traitement hydrothérapique employé et vanté par les médecins allemands.

Notre thèse, inspirée par M. Colrat, dont nous avions l'honneur d'être l'interne, contient quatre chapitres.

Dans le premier, nous justifions l'emploi de la méthode hydriatrique, en montrant qu'elle répond aux principales indications.

Un deuxième chapitre expose les différents procédés hydriatriques qui ont été mis en usage dans la bronchopneumonie.

(1) Sieffen. Loc. cit.
(2) Ziemssen. Pleur. u. Penum. in Kinderalter, 1862.

Un troisième chapitre traite des effets physiologiques recherchés et obtenus par ces procédés.

Viennent ensuite nos observations, accompagnées des quelques réflexionsqu'elles nous ont suggérées.

Qu'il nous soit permis d'exprimer ici notre profonde gratitude à M. Colrat et au Dʳ Frantz Glénard, qui nous ont fourni les principaux éléments de ce travail, et qui nous ont sans cesse aidé de leurs conseils. M. le professeur Damaschino, qui a accepté la présidence de notre thèse, voudra bien recevoir aussi l'expression de notre respectueuse reconnaissance.

Nous n'aurons garde d'oublier non plus tout ce que nous devons à la collaboration aussi dévouée qu'intelligente de nos amis Leclerc, Lemoine, Meurer et Ch.-Audry.

CHAPITRE PREMIER.

Dans l'état actuel de nos connaissances, on ne saurait admettre un traitement spécifique de la broncho-pneumonie.

Non seulement les formes de cette maladie sont diverses, mais encore les causes qui donnent naissance aux altérations anatomiques si variées que l'on désigne sous le nom de pneumonie catarrhale, de pneumonie lobulaire, etc., etc., paraissent être multiples et de nature absolument dissemblable. « La pneumonie catarrhale, « dit M. Cornil (1), peut se développer par les irritations « les plus variées. Otto Frey, par exemple, l'a produite « par la résection du pneumo gastrique, et M. Balogh a « démontré qu'on trouve un grand nombre de bactéries « dans les produits de ces pneumonies artificielles. Mais,

(1) Cornil. Arch. physiol., 1883, p. 240 et 241.

« d'autre part, on a montré que la pneumonie qui se dé-
« veloppe dans la diphthérie est causée par la bactérie
« de la dipthérie (Buhl), que la pneumonie qui se déve-
« loppe dans la fièvre typhoïde est causée par les bacilles
« appartenant à cette maladie, et, enfin, Koch a fait voir
« que la pneumonie dans la pyohémie ou dans le char-
« bon est causée par les microbes de ces maladies. On
« trouve les mêmes bactéries dans la pneumonie à la
« suite de la rougeole que dans les produits de la rou-
« geole même. On peut conclure, avec un grand degré
« de vraisemblance, que cette pneumonie est l'effet du
« virus de la rougeole ».

A des affections si différentes, il faudrait opposer, évidemment, des médications différentes ; malheureuse-
sement, à l'heure présente, le médecin ne peut qu'obéir
aux indications si bien formulées par Rilliet et Barthez (1),
dont nous voulons surtout retenir les trois suivantes
comme primordiales :

1° Indication fournie par l'état des bronches ;
2° Indication fournie par la fièvre ;
3° Indication fournie par l'état des forces.

Première indication. — « Lorsque les produits de la
sécrétion sont très abondants et ne sont pas expulsés par
les efforts de la toux, au fur et à mesure de leur produc-
tion, ils deviennent un obstacle mécanique dont il faut
débarrasser les voies respiratoires.» (Rilliet et Barthez.)

Cette indication s'impose d'autant plus aujourd'hui,
que la plupart des auteurs pensent que les lésions pulmonaires sont consécutives à ces obstructions bronchi-
ques. Il paraît évident, en effet, d'après les beaux travaux

(1) Rilliet et Barthez, 2ᵉ édit., p. 477.

de Charcot et de Joffroy, que le pus, qui, dans les noyaux de broncho-pneumonie, remplit les bronches, doit être considéré comme un véritable corps étranger, cause de l'altération pulmonaire. D'un autre côté, pour ces savants médecins, la splénisation ne serait que la suite de l'atélactésie, qui elle-même ne serait que la conséquence de l'altération bronchique (1).

Pour remplir cette première indication, on a proposé les révulsifs et les vomitifs. Parmi les révulsifs, les ventouses sèches méritent seules de prendre rang dans les moyens dont on peut user avec quelque succès. Quant aux vésicatoires, ils doivent être rejetés, au moins dans la période aiguë. Des praticiens consommés ont contesté leur efficacité ; on leur a reproché, en outre, avec beaucoup de justesse selon nous, d'augmenter l'agitation des malades et de laisser souvent, après eux, des plaies douloureuses et difficiles à cicatriser.

Comme vomitifs, on a surtout administré l'antimoine et l'ipécacuanha : le premier est absolument abandonné aujourd'hui, et il serait oiseux d'insister sur les nombreuses causes qui l'ont fait exclure de la thérapeutique de la maladie qui nous occupe.

L'ipéca, au contraire, est resté dans la pratique. Nous l'avons, maintes fois, employé nous-même concurremment avec le moyen qui nous paraît le plus inoffensif comme le plus efficace pour remplir le but qu'on se propose, nous voulons parler du bain tiède ou du drap mouillé. Les effets du bain tiède ont été parfaitement relatés par MM. Rilliet et Barthez (2). « Pendant les premiers « bains, l'enfant est pris de quintes de toux plus ou moins

(1) Joffroy. Th. agrég., 1880, p. 87 et passim.
(2) Rilliet et Barthez. T. I, p. 495, 2e édit,

« violentes qui peuvent se prolonger pendant tout le
« temps du séjour dans l'eau. Après la sortie du bain, le
« malade se calme et en général jouit d'un sommeil tran-
« quille pendant plusieurs heures ». Cette excitation des
muscles respiratoires qui se montre au début des bains
et qui a pour conséquence de désobstruer les bronches,
est encore bien plus manifeste lorsque un drap mouillé
froid est appliqué sur le corps de l'enfant. Le témoignage
des médecins est unanime à cet égard.

Deuxième indication.—Lorsque la fièvre est modérée,
c'est-à-dire lorsqu'elle ne dépasse pas 39°,5 le soir, et
que le matin, il y a une rémission notable, elle ne consti-
tue point un réel danger pour l'enfant et des doses légères
de sulfate de quinine peuvent être administrées avec
avantage.

Mais souvent la fièvre prend une allure beaucoup plus
terrible ; les chiffres de 40°,5 et même de 41° sont atteints
le soir, et le matin, le thermomètre ne descend guère au
dessous de 40°. Or, aucun moyen n'est susceptible de modifier cet état alarmant, si ce n'est le bain frais à 25 ou
30°, ou mieux encore le drap mouillé plusieurs fois renouvelé. Nous verrons plus loin qu'il est possible, avec ce
procédé, d'obtenir tel abaissement de température qu'on
juge convenable.

Troisième indication. — La dépression des forces est
habituelle chez l'enfant atteint de broncho-pneumonie.
Débilité le plus souvent avant le début de sa maladie, il
tombe dans l'anéantissement le plus complet par suite de
l'insuffisance de l'hématose ; il devient incapable du moindre effort musculaire, il ne peut plus dilater son thorax.
C'est là peut-être qu'est le danger le plus menaçant, aussi

tous les auteurs mettent-ils la plus grande insistance à recommander les toniques et les reconstituants et à rejeter, au contraire, tout ce qui peut être cause d'affaiblissement et de dépression. « Soutenir les malades est le fait « capital, dit M. le professeur Jaccoud (1), puisque ce « n'est qu'au prix des plus grands effors qu'ils réussis- « sent à introduire dans le poumon la quantité d'air né- « cessaire pour une hématose compatible avec la vie ; « porter atteinte aux forces des patients, c'est agir dans « le même sens que la maladie, c'est compromettre la « seule chance de salut qui subsiste ». M. Joffroy (2) dit de son côté : « Le mieux à faire est encore de soutenir et « de relever, si c'est possible, les forces des malades « pour leur permettre de mener à bonne fin le travail de « résolution des noyaux de pneumonie. »

Malheureusement, on se heurte souvent à de graves écueils ; tantôt l'enfant refuse obstinément tout ce qu'on lui présente, tantôt il rejette par le vomissement ce qu'on lui a fait ingérer. Or, rien ne modifie mieux cet état des voies digestives que le bain ou le drap mouillé ; nous l'avons constaté maintes fois. Après chaque opération l'enfant calme, reposé, respirant mieux, accepte volon- tiers des aliments tels que du lait ou de la gelée de Domas et boit sans résistance du vin et du café. Les vomisse- ments ne reparaissent plus.

En résumé, on voit que le traitement hydrothérapique plus ou moins modifié suivant [les cas, répond parfaite- ment aux indications formulées par les auteurs classi- ques.

Il importe maintenant de connaître l'histoire de ce trai- tement.

(1) Jaccoud. Path. int., t. I, p. 949, 5e édit.
(2) Joffroy. Th. agrég., 1880, p. 223.

CHAPITRE II.

Au dire de Ziemssen, c'est Nissen d'Altona et Ferdinand Weber qui auraient été les premiers à employer l'eau froide dans la pneumonie catarrhale des jeunes enfants. Quoi qu'il en soit, Bartels (1), dès 1861, formula ainsi la méthode : on entoure d'une serviette trempée dans l'eau froide le dos, les flancs et la poitrine de l'enfant. Cela fait, celui-ci est replacé dans son lit et laissé dans la serviette, une demi-heure environ. Au bout de ce temps, la serviette est remplacée par une autre fraîchement mouillée et ainsi de suite, jusqu'à ce qu'on obtienne l'abaissement de la température, le ralentissement du pouls et des mouvements respiratoires. Ce but est généralement atteint au bout de huit à douze heures et l'amélioration persiste. Quelquefois on est obligé de recommencer le traitement pendant plusieurs jours et plusieurs nuits de suite.

Le procédé de Ziemssen (2) est des plus simples ; il consiste seulement à recouvrir toute la partie postérieure du thorax avec des compresses froides qu'on renouvelle toutes les dix minutes, pendant cinq ou six heures. On continue ou on suspend la [médication durant plusieurs jours, suivant les indications.

Voici, du reste, deux observations que nous avons trouvées dans l'ouvrage de Ziemssen et qui donnent une idée très nette de la façon dont ce maître comprend le traitement :

(1) Bartels. Virchow Archiv., 1861, t. XXI, p. 65.
(2) Ziemssen. Pleuritis und Pneum. in Kird., 1862.

Observation I.

Mathilde Schlering, 4 ans 1/2. Rougeole.

Le 14 du mois, à huit heures du matin, pneumonie catarrhale constatée en arrière des deux côtes. Matité plus forte à droite qu'à gauche. Pouls, 140; respiration, 60; température, 38,7.

Soir: P., 149; R., 50; T., 39,4.

Le 15. Agitation, toux très forte, sèche, enrouement modéré. P., 140; T., 39.

Soir: P., 144; R., 65; T., 39,5.

On prescrit des compresses froides sur la partie postérieure du thorax.

Le 16. Matin : les compresses ont été continuées jusqu'à minuit, heure à laquelle une heure de sommeil est arrivée. P., 172; R., 80; T., 59,2.

Le 17. Midi : depuis dix heures, fièvre violente, dyspnée, face cyanosée, somnolence; mêmes signes physiques à l'auscultation. On prescrit des compresses que l'on fait changer toutes les dix minutes. P., 172; R., 80; T., 40,2.

Même jour, quatre heures un quart de l'après-midi. On a fait environ vingt applications de compresses. L'œil est bon, la respiration calme, la sécrétion bronchique un peu plus abondante; visage pâle et un peu livide. P., 144; R., 54; T., 39,1. On continue les compresses.

Même jour, huit heures du soir. Les compresses ont été continuées exactement, la malade a dormi, la somnolence a disparu, la respiration est libre. P., 136; R., 54; T., 38,5. On suspend les compresses.

Le 26. Etat général bon. T., 37,8. La malade est en pleine convalescence. On n'a pas repris les compresses depuis le 17, la température n'ayant été que deux fois à 39.

Observation II.

Gustave Köhler, 1 an 1/2. Rougeole.

Le 18 du mois. Rougeole confluente, aphonie, spasme du larynx.

Râles humides, gros et fins, dans tout le thorax ; en arrière, en bas et à gauche, point de pneumonie.

Le 22, soir. Depuis quatre heures de l'après-midi, agitation effrayante, spasme du larynx avec menace d'asphyxie, toux éteinte, pouls très petit et mou. On prescrit des compresses froides autour du cou. P., 180 ; R., 56 ; T., 40,4.

Même jour, dix heures et demie du soir. Pas de changement notable. On prescrit des compresses froides à la partie postérieure du thorax. P. 172 ; R., 55 ; T., 39,6.

Le 23, matin. Les compresses ont été maintenues jusqu'à deux heures du matin. L'enfant est plus calme ; il a dormi jusqu'au matin. Il a sa pleine connaissance.

Les jours suivants, la température se maintient élevée avec un maximum de 40,4 et un minimum de 39,2. Les symptômes du croup continuent ; la faiblesse augmente, mais le malade est calme.

Le 26, midi. Nuit très agitée. Dans la matinée, fièvre et dyspnée. Respiration bruyante. P., 168 ; R., 50 ; T., 40,9. On prescrit des compresses froides sur tout le thorax, à changer toutes les dix minutes.

Même jour, trois heures de l'après-midi. Le calme est revenu. Le malade a dormi. La peau est pâle, la respiration profonde. P., 144 ; R., 36 ; T., 39,7.

Même jour, sept heures et demie du soir. Les compresses ont été appliquées jusqu'à sept heures. La toux est rare, le malade est calme.

On supprime les compresses. P., 132 ; R., 40 ; T., 37,7.

L'amélioration persiste jusqu'au 1er du mois suivant.

La température est arrivée à 40 et au-dessus, mais les exacerbations sont passagères, la dyspnée est moindre.

Le 1er, onze heures du matin. Nuit agitée jusqu'à cinq heures du matin, heure à laquelle il y a eu un peu de sommeil. Dyspnée violente. P., 164 ; R., 60 ; T., 40,3.

On prescrit des compresses froides sur le thorax.

Même jour, deux heures de l'après-midi. Visage pâle. P., 152 ; R., 40 ; T., 38,8. On continue les compresses.

Même jour, quatre heures de l'après-midi. La peau est très pâle. P., 132 ; R., 46 ; T., 37,7. On suspend les compresses.

Les jours suivants, la température atteint une seule fois 40°.

L'agitation persiste, l'état général devient mauvais, diarrhée, amaigrissement.

Le 7. Décès. A l'autopsie : diphthérie du larynx et pneunonie catarrhale double.

Steffen, de Stettin, suit absolument la pratique de Ziemssen : compresses froides fréquemment renouvelées ou vessies remplies d'eau glacée. (Steffen, loc. cit.)

Mayer (1) (d'Aix-la-Chapelle), qui a publié en 1873 un article sur l'emploi de la méthode antipyrétique dans les maladies fébriles des enfants, déclare simplement qu'il pratique depuis 1870 l'enveloppement du thorax dans la broncho-pneumonie des enfants, suivant les procédés de Ziemssen et de Bartels, et qu'il en obtient les meilleurs résultats.

M. Juergensen (2) fait peu usage du maillot humide préconisé par quelques auteurs. Chez les enfants âgés de moins d'un an, il recommande simplement des lotions froides. Quant à ceux qui ont dépassé cet âge, il leur donne des bains tièdes (de 20 à 24 R), d'une durée de 20 à 25 minutes. Aussitôt après le bain, il fait faire une affusion froide : dix à vingt litres d'eau à 10 ou 12° R. sont jetés rapidement sur l'enfant, de façon que le dos, la poitrine et les flancs soient inondés d'un seul coup. Lorsqu'il y a un degré avancé d'asphyxie, il est préférable de diriger, au moyen d'un conduit en caoutchouc, un jet d'eau froide sur la nuque de l'enfant, au niveau de la moelle allongée. On ne tarde pas alors à trouver un point dont l'excitation occasionne de profonds mouvements inspiratoires. Un jour, par hasard, j'ai fait cette observation sur moi-même, ajoute M. Juergensen, et ce fait m'a

(1) Mayer. Jahrbuch für Kinderheilkunde, july 1873.
(2) Juergensen. Handbuch der Spec. Path. u. Therapie, 1877, p. 246 et 249.

tellement frappé que je me suis proposé dès lors de mettre cette action à profit dans le traitement des enfants atteints de broncho-pneumonie.

La médication a d'autant plus de chances d'être couronnée de succès qu'elle a été commencée plus tôt.

M. Oscar Wyss (1) emploie un drap mouillé, replié six ou huit fois ; l'enfant, une fois entouré de ce maillot humide est enveloppé dans une couverture de laine. Si l'enfant est de constitution robuste, le drap mouillé recouvrira tout le corps, des épaules aux genoux, et l'eau dans laquelle sera trempé le drap sera très froide. Si, au contraire, l'enfant est faible et chétif, le maillot humide entourera seulement le thorax et l'eau aura une température moyenne de 16 à 20° centigr. Dans tous les cas, on veillera à ce que les pieds soient toujours chauds et on donnera après chaque enveloppement une cuillerée à café de vin d'Espagne ou de Hongrie, additionné d'une petite quantité d'eau. L'enfant est maintenu dans le maillot pendant deux heures : on le débarrasse alors, on le sèche et on le couche dans son lit. Lorsque les températures sont très élevées, on renouvelle l'opération une demi-heure ou une heure plus tard. Si le matin, la température est de 39°, on met un intervalle de deux heures entre deux enveloppements successifs. Si le thermomètre marque 38°,5, l'intervalle sera de trois heures. Enfin, lorsque le matin la température est normale et que le soir elle ne marque que 38°,5, on peut cesser le traitement.

M. Wyss dit avoir suivi dans quelques cas désespérés la méthode de M. Juergensen (bains tièdes suivis d'affusions froides), mais il ajoute qu'il n'a pu encore se faire une opinion à ce sujet.

(1) Handbuch der Kinderkrankheiten, 1878, t. III, p. 779

Lacour.   2

M. Brand pratique, lui aussi, l'enveloppement humide chez les enfants atteints de broncho-pneumonie.

M. le Dr Frantz Glénard a bien voulu nous communiquer une lettre qui lui a été adressée, au mois de mars 1883, par le professeur de Stettin. L'auteur s'y montre grand partisan du drap mouillé et formule très nettement es indications de ce traitement. Voici, d'ailleurs, les principaux passages de cette intéressante missive :

« L'enfant atteint de broncho-pneumonie devra être
« placé dans une chambre dont la température ne dépas-
« sera pas 18° centigr. L'air y sera fréquemment renou-
« velé. Le petit malade ne sera point surchargé de cou-
« vertures à la partie supérieure du corps, mais il faudra
« veiller à ce qu'il ait toujours très chaud aux pieds et
« aux jambes.

« La première indication à remplir est de soutenir
« l'énergie du cœur ; pour cela faire, administrez dès le
« début, jour et nuit, et toutes les heures, une ou deux
« cuillerées à café de vin généreux, tels que Chablis ou
« Château-Yquem. C'est là la dose qui convient aux en-
« fants les plus jeunes ; elle doit croître avec l'âge.

« Une deuxième indication, tout aussi rigoureuse que
« la première, est celle-ci : faire fonctionner la peau. Or,
« pour cela, il ne faut pas laisser la fièvre atteindre un
« degré exagéré. Il n'est pas nécessaire, toutefois, comme
« dans la fièvre typhoïde, d'agir très énergiquement ;
« maintenir l'enfant à une température moyenne de 39°
« à 39,5 est tout à fait suffisant. Cela permet à la peau
« de fonctionner très bien.

« Le meilleur moyen de satisfaire aux exigences que
« je viens de signaler, poursuit M. Brand, c'est d'em-
« ployer le drap mouillé. C'est au tact du praticien qu'il
« appartient de déterminer quand, combien de fois et

« combien de temps, le maillot humide doit être appli-
« qué. C'est aussi à lui de fixer le degré de température
« de l'eau dans laquelle sera trempé le drap.

« Si le cas n'est pas trop grave, il suffit de faire faire
« de temps en temps une friction avec le drap mouillé,
« au moment de l'exacerbation de la fièvre, soit, par
« exemple, à 4 heures, 8 heures et minuit.

« Si la fièvre est très intense, on enveloppe tout le
« tronc, des épaules aux aines, avec un drap à six ou
« huit doubles et trempé dans de l'eau à 17° centigr. On
« la renouvellera suivant les exigences. Les pieds seront
« maintenus chauds avec des boules d'eau.

« Si le cas est menaçant, et qu'il soit urgent de com-
« battre la dyspnée, on applique le maillot comme précé-
« demment (à 4 heures, huit heures et minuit), mais on
« ne laisse que les pieds en dehors du drap. L'envelop-
« pement dure une heure et quart; mais, pendant ce
« temps, le maillot est renouvelé trois fois.

« Si la maladie s'aggrave, si les bronches sont obs-
« truées par des mucosités, les affusions dans le demi-
« bain tiède, accompagnées de frictions vigoureuses,
« constituent le meilleur des expectorants.

« En somme, conclut M. Brand. ce traitement laisse un
« champ très vaste à l'initiative du médecin et il n'y a
« point là à suivre une formule mathématique, comme
« dans la fièvre typhoïde. »

En France, le traitement hydrothérapique a été appliqué par des praticiens d'une valeur reconnue; mais l'eau
froide paraît leur avoir inspiré toujours une grande ter-
reur, aussi les bains tièdes seuls ont ils pu réunir des
partisans. Parmi ceux-ci, nous devons compter en première ligne : MM. Rilliet et Barthez (1), qui recomman-

(1) Rilliet et Barthez. T. I, p. 495. 2e édit., 1861.

dent l'usage du bain de son à 28° R., d'une durée de dix minutes environ et répétés, si cela est nécessaire, deux ou trois fois en vingt-quatre heures.

M. Cadet de Gassicourt (1), dans son Traité clinique des maladies de l'enfance, s'exprime ainsi : « Quant aux calmants, je n'en connais qu'un seul qui soit véritablement efficace, c'est le bain tiède. »

M. Henri Roger (2), dans son article du Dictionnaire, expose le procédé de Ziemssen, mais déclare qu'il n'a pas osé l'adopter : « La médication par l'eau froide, dit-il, « semble au premier abord tellement antirationnelle dans « les inflammations pulmonaires, dont le froid est si sou- « vent la cause déterminante, qu'il faudrait une masse « de faits bien observés pour en démontrer l'innocuité. »

M. Descroizilles (3), dans son nouveau Traité de pathologie et de clinique infantiles, se déclare, sans restriction, adversaire du traitement hydrothérapique. Les bains tièdes, eux-mêmes, n'ont pu trouver grâce devant lui.

CHAPITRE III.

Le but qu'on s'est unanimement proposé, en instituant le traitement hydriatrique dans la broncho-pneumonie, a été celui-ci : Provoquer sur la surface cutanée un puissant réflexe qui aille retentir sur les muscles de la respiration et les inciter à une contraction énergique; sous l'influence de cette brusque dilatation du thorax, le dé-

---

(1) Cadet de Gassicourt. Traité clinique des mal. de l'enfance, t. I, p. 330.
(2) H. Roger. Loc. cit.
(3) Descroizilles. Man, path. et chir. inf., 1884, p. 366.

plissement des alvéoles pulmonaires sera plus complet ;
l'augmentation de la pression sous laquelle l'air inspiré
arrivera dans les fines bronches, permettra la pénétration
des parties atélectasiées ; les mucosités seront expulsées
par de violents efforts expiratoires.

Certains médecins n'ont point jugé suffisante cette action réflexe. Ils ont voulu, en outre, activer énergiquement les fonctions cutanées et, pour cela faire, ils ont
appelé le sang à la peau et ils ont dilaté les vaisseaux,
espérant débarrasser les centres nerveux d'un liquide
trop riche en acide carbonique et espérant aussi décon-
gestionner les poumons. On sait, en effet, que la congestion est la compagne habituelle du travail phlegmasique
dans le poumon et, comme le fait justement remarquer
M. Cadet de Gassicourt (1), c'est là une des causes les
plus efficaces de la dyspnée.

D'autres, notamment Ziemssen et Steffen, ont été
préoccupés surtout d'abaisser la température, s'écartant
sensiblement en cela de l'opinion de Brand, pour qui le
danger n'est pas dans la fièvre, à condition, toutefois,
que celle-ci soit modérée et n'atteigne pas les chiffres
de 40,5 ou de 41°.

Ces divergences, dans les vues des différents auteurs
ont eu leurs conséquences dans le choix des procédés
qu'ils ont adoptés les uns et les autres. Ceux qui ont voulu
obtenir surtout de la réfrigération, ont multiplié les applications froides (compresses renouvelées toutes les dix minutes, pendant cinq ou six heures de suite. Ziemssen).Ceux
qui se sont attachés principalement à faire fonctionner la
peau et à obtenir la sédation du système nerveux, ceux-là

---

(1) Cadet de Gassicourt. Traité clinique des mal. de l'enfance,
t. 1, p. 146.

ont fait faire seulement deux ou trois applications froides
dans la journée (Brand), mais chacune d'elles a été complète et d'assez longue durée (une heure, deux heures) ;
enfin, le maillot de laine sec est venu s'appliquer sur le
maillot humide (Wyss).

Ce procédé, nous en avons jugé par nous-même, répond admirablement au *desideratum*. Au moment où l'on
place l'enfant dans le drap mouillé, doublé du maillot de
laine, il pousse des cris perçants et est pris de quintes
de toux assez fortes ; au bout de trois ou quatre minutes
au plus, les plaintes cessent, les inspirations sont moins
fréquentes et plus profondes, le pouls se ralentit un peu.
Au bout d'un quart d'heure, en général, l'enfant s'endort
paisiblement et peu après, c'est-à-dire lorsque trente-cinq
ou quarante minutes se sont écoulées, on voit la sueur
perler sur son front, preuve irrécusable que la circulation et la sécrétation cutanées sont en pleine activité.
L'explication du phénomène est facile à saisir. La couche
légère d'eau froide, étendue à la surface de la peau, s'est
échauffée peu à peu et s'est mise à la température du
sang ; grâce au maillot de laine, qui est mauvais conduc-
teur, il ne s'est fait aucune déperdition de chaleur.

Cette atmosphère chaude et humide, qui baigne le
corps de toutes parts, ne tarde pas à agir sur les vaisseaux de la peau, qui s'élargissent, se dilatent et se lais-
sent pénétrer par une plus grande quantité de sang
(Winternitz) (1). Le sommeil si paisible, qui survient au
bout de quelque temps, témoigne également de la sédation et de l'anémie relative des centres nerveux. Cette
anémie, cause du sommeil, a, du reste, été constatée ex-

_____

(1) Winternitz. Die Hydrotherapie auf phys. und klin. grunlage,
Vienne, 1880, p. 210.

périmentalement par Schüller, cité par Winternitz. Sur des animaux qu'il plaçait dans le drap mouillé, cet auteur a remarqué que les vaisseaux de la pie-mère se rétrécissaient; le cerveau paraissait diminué de volume et ses pulsations devenaient moins accusées; la sensibilité de l'animal aux excitants était très atténuée et il paraissait dormir.

Désirant nous rendre compte des modifications de la température du petit malade, pendant qu'il était dans le maillot, nous l'avons étudiée avec soin. Le plus souvent possible nous avons pris la température immédiatement avant et après l'enveloppement; enfin, à plusieurs reprises, nous avons laissé le thermomètre dans le rectum de l'enfant pendant toute la durée de l'opération. Les résultats, en général, ont été consignés sur les feuilles de température annexées à nos observations. Néanmoins, nous croyons qu'il est bon d'en donner ici un aperçu général.

Quand on emploie de l'eau à une température moyenne, c'est-à-dire de 16 à 18° centigr., on obtient ordinairement un abaissement de 1/2 degré, quelquefois de un degré, rarement davantage, mais quelquefois moins de 1/2 degré.

Tout à fait au début de l'opération, pendant les premières cinq minutes, nous avons vu le plus souvent le thermomètre s'élever de $\frac{1}{10}$ ou $\frac{2}{10}$ (1). Pendant les cinq minutes suivantes, la chute commence; au bout d'un quart d'heure ou vingt minutes la température atteint son point minimum et demeure stationnaire. Au bout d'une

____

(1) Nota. Résultat conforme à celui qu'a rapporté M. Aubert. Lyon médical, 1882.

heure et demie ou deux heures, le thermomètre remonte quelquefois d'un ou deux dixièmes de degré.

En somme, on voit que l'abaissement est minime, et qu'on n'a pas affaire ici, à proprement parler, à une véritable méthode réfrigérante.

Lorsqu'on veut faire de la réfrigération, il faut employer de l'eau plus froide, mais il faut surtout pratiquer l'enveloppement successif. En d'autres termes, l'enfant, aussitôt débarrassé de son maillot humide, doit être replacé dans un autre. Nous avons eu l'occasion d'observer cela quatre fois d'une manière très nette. Voici du reste un extrait de ces observations :

Obs. XII. — 17 février. — Deux enveloppements nécessifs.
Chaque enveloppement dure une demi-heure.
Eau à 17°.
T. R. avant le 1er enveloppement 40,6.
T. R. après le 2e enveloppement 39,4.
Le soir, même opération, mêmes chiffres.

Obs. X. — 14 juin. — Deux enveloppements successifs.
Chaque enveloppement dure une demi-heure.
Eau à 10° centigr.
T. R. avant le 1er enveloppement 41°.
T. R. après le 1er enveloppement 39,2.
T. R. après le 2e enveloppement 37,5.

Quatre heures après, le thermomètre remonte à 41°. On

renouvelle l'opération en se plaçant dans des conditions identiques. Voici les chiffres :

> T. R. avant le 1ᵉʳ enveloppement 41°.
>
> T. R. après le 1ᵉʳ enveloppement 39,5.
>
> T. R. après le 2ᵉ enveloppement 37,8.

Le maillot humide une fois enlevé, la période de calme se prolonge plus ou moins longtemps et rien n'est plus irrégulier que sa durée ; quelquefois elle n'est que d'une heure, d'autres fois de douze heures et même davantage.

CHAPITRE IV

Se ralliant aux idées de Brand, M. Colrat a surtout fait usage du drap mouillé recouvert d'une couverture de laine et appliqué pendant plusieurs heures jusqu'à sudation. Cette pratique est facile à suivre ; le personnel d'un service d'hôpital s'y prête volontiers. Le bain tiède, au contraire, exige une surveillance par trop attentive et cause un surcroît de besogne qu'on ne peut pas toujours imposer. Le drap mouillé a encore sur le bain tiède, dont il a tous les effets sédatifs et calmants, l'avantage de provoquer, lorsqu'on l'applique, un réflexe plus énergique du côté des muscles de la respiration.

D'après ce que nous avons pu observer, le maillot humide doit être mis en usage, à toutes les périodes de la maladie, toutes les fois que la température est élevée (39° ou 40°), que le pouls est fréquent et qu'il y a en même temps de la dyspnée et de l'agitation. On l'applique alors une ou plusieurs fois par jour pendant plusieurs jours de suite ou pendant un seul jour, suivant les cas ; chaque application est suivie de l'ingestion d'une petite quantité d'alcol, sous forme de vin d'Espagne, par exemple. C'est là le traitement des formes aiguës ou subaiguës de la maladie. Il est des formes bénignes de broncho-pneumonie dans lesquelles ces indications ne s'offrent jamais. Malheureusement nous n'en avons vu qu'un petit nombre dans notre service, soit six cas. Chez ces petits malades un vomitif léger et des toniques constituèrent toute la médication.

Dans les formes très aiguës de la maladie, où il y a des températures excessives, M. Colrat n'hésite pas à employer une véritable méthode réfrigérante : draps mouillés successifs et renouvelés avant sudation (obs. X, XII), compresses froides sur le thorax, bains de dix minutes à 25° (obs. XV, XIV, XVIII).

Nous n'avons jamais observé d'accidents sérieux à la suite de l'application du drap mouillé ; dans les cas les plus graves, son emploi nous a toujours paru amener une amélioration plus ou moins passagère et n'a jamais causé d'aggravation.

Nous devons toutefois signaler un fait qui s'est reproduit plusieurs fois. Quelques-uns de nos malades, après l'application du drap mouillé, gardèrent, pendant assez longtemps, les extrémités froides et cyanosées, alors même que la température centrale s'était relevée. Dans ces cas, nous avons toujours réussi à rappeler la circulation en appliquant des boules d'eau chaude et en frictionnant pieds et mains avec une flanelle sèche ou imbibée d'un liquide stimulant. Néanmoins, ce refroidissement prolongé indique qu'il ne faut employer le procédé qu'avec la plus grande prudence, sous peine de voir survenir le collapsus constaté cinq fois par Ziemssen et une fois par Bartels.

La cyanose des extrémités, à la suite du drap mouillé, survient chez les sujets très débilités, chez ceux dont la maladie a débuté depuis longtemps, et surtout chez les tuberculeux présentant tous les symptômes de la broncho-pneumonie, et dont la nature de la maladie n'est révélée qu'à l'autopsie.

Nous avons vu ainsi deux sujets tuberculeux, sur lesquels le diagnostic de tuberculose ou de broncho-pneumonie n'avait pu être tranché pendant la vie, présenter à un haut degré la cyanose et le refroidissement des extrémités. Le même accident s'observe, d'ailleurs, chez les adultes atteints de granulie à forme typhoïde et qu'on traite par la méthode de Brand, croyant avoir affaire à une dothiénentérie. La médication pourrait alors, dans une certaine mesure, faire rectifier le diagnostic.

Un exanthème rubéolique n'est point une contre-indication du traitement hydrothérapique ; loin de contrarier l'éruption, il la favorise. Ce fait nous a tellement frappé, qu'en maintes occasions, nous trouvant en face d'éruptions rubéoliques ou même varioliques se faisant mal, nous avons appliqué le maillot humide dans l'unique but de favoriser la sortie de l'éruption. En cela, d'ailleurs, nous n'avons fait qu'imiter Currie, cité par M. Joffroy (1).

OBSERVATION I (personnelle).

Broncho-pneumonie bilatérale. — Rougeole.

Thor... (Arm...), 23 mois, entré le 25 avril 1883 à l'hôpital de la Charité. Service de M. le Dr Colrat (salle Sainte-Jeanne, n° 11).

Cet enfant a eu la coqueluche l'an dernier ; il n'est pas très vigoureux ; la fontanelle antérieure persiste ; il a toutes

____

(1) Joffroy. Th. agrég., 1878, p. 122.

ses incisives et deux canines inférieures. Depuis quelques jours, il a de la fièvre, dort mal et tousse un peu. A l'auscultation on entend quelques râles muqueux, disséminés dans toute la poitrine.

27 avril. On administre de l'ipéca.

1er mai. Apyrexie. Etat assez satisfaisant.

Le 4. L'enfant est tout à fait bien portant. On le vaccine.

Le 9. Le soir, élévation de la température (39 3°) qu'on attribue à l'influence du vaccin. Les pustules sont, en effet, très larges et entourées d'un cercle inflammatoire.

Les jours suivants le malade n'a pas de fièvre, mais il tousse toujours un peu et l'on entend des râles sous-crépitants à la base gauche. A trois reprises différentes, on donne de l'ipéca.

Le 19. Râles sous-crépitants et souffle dans les deux tiers inférieurs du poumon gauche. Ipéca.

Le 21. Elévation de la température. Dyspnée. L'enfant est enveloppé dans un drap moulllé avec de l'eau à 16° centig.

L'enveloppement dure deux heures (de 1 heure 1/4 de l'après-midi à 3 heures.)

L'enfant a crié pendant les quatre premières minutes ; pendant tout le reste du temps, il a été calme. Au bout d'une heure, la sueur a commencé à perler sur son front et il s'est endormi.

La soirée a été bonne, la dyspnée moins intense.

Le 22. Les râles sont moins nombreux ; il y a encore un peu de souffle à la base gauche. A cinq heures du soir, la fièvre est vive et il y a un peu de dyspnée. On applique le maillot humide pendant un quart d'heure.

Le 24. Mêmes signes à la base gauche. Râles sous-crépitants à la base droite. Vomissements alimentaires. A quatre heures de l'après-midi, maillot humide pendant une heure.

Le 24. Eruption rubéolique sur la face et les membres.

L'enfant est transporté dans la salle des rougeoles.

Le 25. Souffle et râles sous-crépitants au sommet droit. Aux deux bases, les phénomènes stéthoscopiques se sont amendés.

L'état général ne s'est pas aggravé. La dyspnée est moindre que les premiers jours.

Le 26. Amélioration sensible dans l'état local et dans l'état général. Le petit malade accepte volontiers ce qu'on lui offre : lait d'ânesse, café, thé au rhum.

Le 29. L'amélioration s'accentue.

Le 30. La température s'est un peu élevée ce matin et hier soir. Souffle et bouffées de râles fins à la base droite.

2 juin. Les symptômes thoraciques se sont amendés. L'enfant est gai et mange bien.

Le 6. Elévation subite de la température. A l'auscultation, on trouve seulement un peu de retentissement de la voix au sommet droit ; il n'y a plus de râles.

Le 7. L'enfant n'a pas voulu manger.

Le 8. Souffle et râles sous-crépitants dans toute l'étendue du poumon droit. Dyspnée intense. Trois application successives du maillot humide, pendant une demi-heure chaque fois et à une heure d'intervalle.

Le 9. La nuit a été plus calme.

Le 10. Amélioration assez notable dans l'état local comme dans l'état général.

Le 15. Le petit malade est plus gai et mange davantage.

Signes physiques : râles muqueux aux deux bases, souffle, retentissement de la toux et de la voix à la base droite.

Le 20. Etat général assez bon. Mêmes signes stéthoscopiques.

Le 25. Peu de changement dans l'état local.

Le 30. Les râles sont beaucoup moins abondants. L'état général est assez satisfaisant.

13 juillet. On n'entend plus aucun râle. L'enfant est très gai ; il prend des forces et de l'embonpoint.

Le 17. L'enfant marche.

Le 20. Il quitte l'hôpital en parfaite santé.

OBSERVATION II (communiquée par M. le Dr Colrat).

Rachitisme. — Broncho-pneumonie unilatérale.

Brun... (Jean), âgé de 23 mois, entré le 22 janvier 1883, à l'hôpital de la Charité, dans le service du Dr Colrat (salle Sainte-Jeanne, n° 12).

Cet enfant est rachitique ; les extrémités des os longs

forment des saillies annulaires ; les jambes sont légèrement incurvées, et ne peuvent supporter le poids du corps. C'est pour cela que les parents le font entrer à l'hôpital.

30 janvier. L'enfant tousse et a de la fièvre. Au sommet gauche, au niveau de l'angle interne de l'omoplate : submatité, souffle, râles sous-crépitants. Dans les deux poumons, râles de bronchite disséminés.

5 février. Le souffle persiste.

Le 10. Mêmes signes physiques : fièvre. Drap mouillé pendant deux heures.

Le 20. Eruption scrofuleuse sur la face. L'enfant ne tousse plus ; les symptômes thoraciques ont disparu. Appétit excellent ; embonpoint notable. Les forces reviennent, cependant le petit malade ne peut pas encore se tenir sur ses jambes.

15 mars. L'enfant quitte l'hôpital dans un excellent état.

OBSERVATION III (communiquée par M. le Dr Colrat).

Broncho-pneumonie unilatérale.

Maz... (Marie) 15 mois, entrée à l'hôpital de la Charité, le 2 janvier 1883, dans le service de M. Colrat (salle Sainte-Jeanne, n° 14).

Cette enfant a été en nourrice. Elle a été rendue à sa mère il y a deux mois. Depuis cette époque, elle tousse un peu. Elle est extrêmement maigre. Pas de rachitisme. Eczéma des oreilles. L'auscultation ne révèle rien d'anormal dans les poumons.

10 janvier. Râles de bronchite dans les deux poumons.

Le 12. Ils ont disparu.

Le 25. Râles assez nombreux. La température s'élève.

Le 27. Température très élevée. Une application de drap mouillé.

Le 28. On ne trouve ni râles, ni souffle, ni matité. La température atteint presque 41° le matin. On prescrit le maillot humide.

Le 29. Il y a un peu de frottement, on administre de l'ipéca qui provoque plusieurs vomissements. Un maillot humide dans la soirée.

Le 30, le 31, le 1er février et le 2. Toujours pas de signes locaux, mais la température est tous les soirs au-dessus de 39° et l'enfant est agitée. Plusieurs maillots humides chaque jour.

Le drap mouillé est bien supporté. Au moment de l'application, la petite malade crie beaucoup, mais au bout de quelques minutes elle se calme et s'endort. Toutefois, les extrémités sont longues à se réchauffer et principalement les extrémités inférieures.

Le 3. Matité à gauche. Pas ou peu de râles dans les deux poumons, mais la respiration est soufflante dans tout le poumon gauche ; le souffle est très net en un point très limité situé en dehors de l'angle inférieur de l'omoplate.

Le 9. Le souffle a diminué d'intensité ainsi que la matité ; le souffle s'entend surtout au tiers moyen.

Le 17. Le souffle s'entend à gauche, au niveau du bord interne de l'omoplate.

Le 20. Le souffle diminue chaque jour d'intensité.

1er mars. Légère submatité, et la respiration est encore un peu soufflante à la partie moyenne du poumon gauche.

L'état général est excellent. Pendant son séjour à l'hôpital, l'enfant a pris beaucoup d'embonpoint, elle est emmenée aujourd'hui par ses parents.

OBSERVATION IV (communiquée par M. le Dr Colrat).

Broncho-pneumonie.

Bonnev... (M. J.), 22 mois, entrée le 11 janvier 1883, dans le service de M. Colrat (salle Sainte-Jeanne, n° 11, hospice de la Charité).

Cette enfant paraît forte et vigoureuse. Elle a eu la rougeole à l'âge de huit mois. Depuis quatre jours, toux, oppression, perte de l'appétit, fièvre légère. A l'auscultation, on constate dans tout le poumon droit une grande quantité de râles sonores. A la base du même côté, on trouve quelques râles sous-crépitants moyens.

Le 13. Les râles signalés à droite sont très instables ; aujourd'hui, les râles sous-crépitants ont disparu ; les râles sonores sont moins nombreux.

Le 15. Point de râles.

Le 17. On entend quelques ronchus mêlés à des râles muqueux dans le tiers supérieur du poumon gauche. Rien à droite.

Le 18. A deux travers de doigt, au-dessous de l'épine de l'omoplate gauche, dans un espace très limité, on entend à l'inspiration des râles sous-crépitants fins: souffle très net au même niveau. A droite, quelques râles sonores.

Le 19. Au point indiqué hier, on entend au commencement de l'inspiration, de véritables râles crépitants, éclatant par bouffées; au même niveau, souffle intense, matité. A l'expiration, quelques ronchus.

Rien dans tout le reste des poumons. Ces phénomènes sont très instables; en quelques instants, ils disparaissent totalement.

Le soir, malgré des vomissements pénibles, survenus à la suite de l'administration de l'ipéca, les mêmes signes persistent et la température s'élève beaucoup. L'enfant est enveloppée pendant deux heures dans un drap mouillé.

Le 20. Le souffle et les râles fins s'entendent dans une plus grande étendue. Râles sous-crépitants moyens dans toute l'étendue du poumon gauche. Drap mouillé trois fois dans la soirée.

Le 23. Abaissement notable de la température. A l'auscultation, à gauche, on ne retrouve ni souffle, ni râles sous-crépitants, il y a seulement du retentissement de la voix et un peu d'augmentation des vibrations.

Le 25. Mêmes symptômes. Etat général très bon. Les parents veulent reprendre leur enfant. On est obligé d'accéder à leur désir.

Poi... (Alexandrine), 13 mois, entrée le 22 janvier 1883, à l'hôpital de la Charité, dans le service de M. Colrat (salle Sainte-Jeanne, n° 1).

Cette enfant a eu jusqu'ici une assez bonne santé. Depuis deux jours, toux, dyspnée, anorexie, diarrhée légère, vomissements.

A l'auscultation, râles sous-crépitants dans les deux poumons ; ils sont plus nombreux et plus fins au sommet droit. Là, on constate également du retentissement de la voix. Il n'y a pas de souffle.

La voix est rauque. L'arrière-gorge est rouge et couverte de mucosités.

Pas d'engorgement ganglionnaire.

Le 28. Souffle et matité au sommet droit. Peu de râles.

3 février. Le souffle est intense et toujours localisé au sommet droit. Au même niveau, râles très fins.

Le 5. La température s'abaisse. L'état général est meilleur. Le souffle persiste.

Le 17. La matité persiste en arrière, au sommet droit.

A l'auscultation on trouve, dans la même région, du souffle et des râles sous-crépitants fins, à l'inspiration. Etat général satisfaisant.

Le 27. Mêmes signes physiques. L'enfant prend de l'embonpoint.

20 mars. L'enfant est complètement guérie. La mère, malade à l'Hôtel-Dieu, ne peut point la retirer de nos salles.

30 mai. Depuis deux mois, l'enfant se portait très bien, mangeait beaucoup, était très gaie, lorsqu'hier, sans cause appréciable, la température est remontée, les mouvements respiratoires sont devenus plus fréquents et on a constaté, à l'auscultation, des râles sous-crépitants aux deux bases. Ipéca.

1er juin. L'ipéca n'a déterminé que des nausées sans vomissements. La petite malade tousse fréquemment et refuse toute nourriture. Signes stéthoscopiques ; râles sous-crépitants aux deux bases, s'entendant à l'inspiration ; à la base gauche et un peu en dehors, souffle très superficiel. Pouls faible.

Le 2. La malade est très pâle. OEdème aux pieds et aux mains. Souffle et râles des deux côtés.

Décès dans l'après-midi.

Autopsie : hépatisation des deux poumons ; pus dans les bronches.

En somme, broncho-pneumonie double à forme pseudo-lobaire.

Lacour.   3

OBSERVATION VI (communiquée par M. le Dr Colrat).

Broncho-pneumonie bilatérale. — Gangrène pulm. consécutive. —
Mort.

Duper.... (J.), 23 mois, entrée le 2 mars 1883, à l'hôpital
de la Charité, dans le service de M. Colrat (salle Sainte-Jeanne,
n° 7.)

Cette enfant est un peu rachitique; les articulations costo-
sternales forment des deux côtés le *chapelet* caractéristique.
Les membres ne présentent rien de particulier. L'enfant n'a
marché qu'à l'âge de dix-huit mois.

Depuis huit jours, elle tousse, a de la fièvre, ne mange
plus.

A l'auscultation, on trouve dans les deux poumons, mais
surtout dans les deux tiers inférieurs du poumon gauche, une
grande quantité de râles sous-crépitants moyens et gros. Pas
de souffle; pas de matité.

Le 7. Aux poumons, mêmes signes physiques.

Le 9. Etat général mauvais. L'enfant refuse de prendre
toute espèce de nourriture. Il est agité; les pupilles sont un
peu dilatées; la peau est sèche.

A la percussion, sonorité normale.

A l'auscultation, on constate dans tout le poumon gauche
une grande quantité de gros râles sous-crépitants, ressemblant
au gargouillement; ils sont mêlés à des râles sous-crépitants,
plus fins. Pas de souffle. Au sommet, on trouve des râles sibilants.

A droite, dans la moitié inférieure du poumon, on trouve
des râles humides, mais en moins grande quantité qu'à gauche.

Le 15. Les râles, à la partie moyenne du poumon droit, sont
plus nombreux que précédemment. Dyspnée. Grande agitation. État général grave. On fait appliquer le drap mouillé,
cinq fois dans l'après-midi, pendant dix minutes chaque fois.
La soirée a été plus calme, à la suite de cela.

Le 21. Souffle intense dans tout le poumon gauche.

A droite, râles fins. L'état général est toujours peu satisfaisant.

L'enfant est d'une maigreur extrême.

Le 29. Décès. Depuis quatre ou cinq jours, l'enfant était

dans un état asphyxique que rien n'a pu modifier; il avait aussi une extrême fétidité de l'haleine.

Le 30. Autopsie vingt-quatre heures après la mort. Le sujet est en putréfaction.

Hépatisation des deux lobes inférieurs à droite et à gauche, de la moitié postéro-inférieure du lobe supérieur et du lobe moyen droit.

A la partie latérale du lobe inférieur gauche, à peu près vers la partie moyenne, caverne gangréneuse, odeur caractéristique.

Cette caverne est tapissée par des débris pulmonaires en putrilage.

Du reste, on n'a rien trouvé de tuberculeux, sauf un point caséeux, enkysté dans du tissu fibreux de la grosseur d'une lentille, dans le lobe supérieur droit.

Observation VII (personnelle).

Rougeole. — Broncho-pneumonie. — Mort.

G... (Geneviève), âgée de 13 mois, entrée le 17 mai 1883, à l'hôpital de la Charité, dans le service de M. le Dr Colrat (salle Sainte-Jeanne, n° 14.) Cette enfant a l'aspect chétif. Elle mange peu.

Le 26. La petite malade prend des forces, son état s'est amélioré sensiblement.

Le 29. Fèvre, toux, voix éteinte. L'examen direct de la gorge ne révèle rien de particulier. Rien à l'auscultation. On ordonne du sirop d'ipéca.

3 juin. Tout semble rentré dans l'ordre.

Le 9. Quelques râles à la base droite. L'enfant est mal en train et mange peu. Toux.

Le 10. Apparition d'une éruption rubéolique à la face et aux avant-bras. Température très élevée.

Le 11. L'éruption se fait bien.

Le 13. Dyspnée intense. Râles sous-crépitants aux deux bases pulmonaires. Température très élevée. Entre midi et cinq heures, on a appliqué trois fois le maillot humide (4 doubles). L'enveloppement a duré chaque fois une demi-heure. Chaque fois, l'enfant s'est endormie et sa respiration est devenue plus ample et plus régulière.

Au bout d'une demi-heure, la sueur perlait sur son front.

Le 14. Décès.

Autopsie. — Hépatisation dans les deux poumons. Bronches remplies de pus.

OBSERVATION VIII (communiquée par M. le Dr Colrat).

Broncho-pneumonie. — Pleurésie. — Mort.

Dre... (Marie-Louise), 12 mois, entrée le 1er février 1883 à l'hôpital de la Charité, dans le service de M. Colrat (salle Sainte-Jeanne, n° 2).

Cette enfant est sevrée depuis deux mois. Depuis six semaines environ, elle a de la diarrhée et quelques vomissements ; elle s'est amaigrie et tousse un peu. Muguet sur la langue.

L'auscultation des poumons ne révèle rien de particulier.

3 février. Élévation énorme de la température.

Le 4. A la base gauche, souffle expiratoire lointain et râles secs. Pas de matité. Râles de bronchite dans toute la hauteur des poumons. Teinte cyanique des extrémités. Dyspnée intense.

Le 6. Décès.

Autopsie. — On trouve, dans la cavité pleurale gauche, environ 50 grammes de liquide puriforme ; fausses membranes fibrino-purulentes sur la plèvre pariétale et sur la plèvre viscérale, mais surtout dans la scissure interlobaire.

Hépatisation de tout le lobe inférieur gauche ; les bronches sont pleines de pus.

A droite, pas de pleurésie. Les bronches contiennent du pus.

Le lobe inférieur droit présente de la splénisation dans toute la hauteur du bord postérieur. Cette splénisation est corticale ; elle occupe environ 1 centimètre de tissu pulmonaire.

OBSERVATION IX (communiquée par M. le Dr Colrat).

Broncho-pneumonie bilatérale.

Vial... (Eugénie), âgée de 17 mois, entrée le 23 décem

bre 1882 à l'hôpital de la Charité, dans le service de M. Colrat (salle Sainte-Jeanne, n° 9).

Cette enfant n'est pas rachitique. Elle tousse depuis quinze jours environ.

Elle a un peu de dyspnée.

Matité à la base droite.

Au même niveau, on trouve, pendant l'inspiration, une grande quantité de râles sous-crépitants de grosseur moyenne.

Il y a aussi un peu de souffle et du retentissement de la voix et de la toux.

A gauche, on trouve, à la base, quelques râles de bronchite.

La température est normale. L'état général est assez bon ; l'appétit est conservé.

25 décembre. Le souffle, à droite, est très net, surtout au voisinage de la colonne vertébrale. A gauche, la respiration semble légèrement soufflante à la base. De ce côté là aussi, les râles sont plus nombreux et plus fins qu'ils n'étaient les jours précédents.

Le 28. Le souffle occupe un territoire plus étendu. On le trouve dans les deux tiers inférieurs du poumon droit et à la base gauche. Aux deux sommets, on trouve des râles sibilants et ronflants en grande quantité.

Matité des deux côtés.

Le 30. Mêmes signes.

4 janvier. Matité à droite seulement. Au même niveau : souffle, râles muqueux assez gros et très nombreux s'entendant aux deux temps de la respiration. A gauche, il n'y a pas de souffle, mais seulement quelques râles sous-crépitants.

Le 6. Des deux côtés, les râles sont plus abondants. Dyspnée plus intense.

Le 10. Au sommet droit, en arrière, à l'inspiration, râles sous-crépitants fins. Dans le reste du poumon, râles muqueux à bulles moyennes, un peu moins nombreux que précédemment. Souffle dans toute la hauteur du poumon droit.

A gauche, quelques râles sous-crépitants à la base ; souffle dans la même région, mais au voisinage de la ligne axillaire.

Toux, vomissements.

Le 23. Le souffle est moins intense à droite ; les râles sont moins nombreux et plus gros. La matité est moins accusée.

A gauche, on ne trouve plus que quelques râles de bronchite.

État général assez bon.

Le 24. Au sommet droit, souffle intense, très superficiel ; râles sous-crépitants fins, très superficiels aussi et très éclatants.

Température élevée, dyspnée, agitation, insomnie.

Le 25. Même état. On applique le maillot humide deux fois, dans l'après-midi. On procure ainsi au petit malade un peu de calme et de sommeil.

5 février. Notable abaissement de la température, amélioration sensible de l'état général. Mais les signes stéthoscopiques ne se sont guère modifiés : il y a encore, dans tout le côté droit, un souffle intense avec une grande quantité de râles muqueux à grosses bulles et à timbre métallique.

A gauche, au sommet, souffle peu intense, râles sous crépitants dans tout le reste du poumon.

Le 10 La fièvre est revenue. A l'auscultation, on trouve du souffle et des râles dans toute l'étendue des deux poumons, en arrière. La malade ne mange plus. Rien ne peut calmer la dyspnée.

Le 19. Depuis huit jours, la dyspnée est chaque jour plus intense. Depuis trois jours, la petite malade est dans un état asphyxique complet.

Mort dans la matinée.

Le 20. *Autopsie* vingt-quatre heures après la mort :

Adhérences fibreuses des deux côtés de la poitrine, à la partie inférieure. Ecchymoses sous-pleurales des deux côtés.

A droite, lobe supérieur emphysémateux. Lobe moyen hépatisé dans sa partie inférieure, de même que tout le lobe inférieur, sauf dans son bord antérieur.

Les bronches sont pleines de pus. On trouve une grande quantité de grains jaunes, qui ne sont autre chose que de petites collections purulentes faciles à vider par la simple pression ou par la ponction.

Cœur normal ; le ventricule droit est peut-être un peu dilaté. Un peu de liquide dans le péricarde.

Foie muscade. Reins sains.

Les plaques de Peyer sont absolument normales.

Aucune lésion tuberculeuse dans aucun organe.

Observation X (personnelle.)

Rougeole. — Broncho-pneumonie.

Bal... (Jacob), âgé de un an, entré le 18 mai 1883 à l'hôpital de la Charité, dans le service de M. le Dr Colrat (salle Sainte-Jeanne, n° 6).

Depuis quelque temps, cet enfant a un peu de diarrhée et dépérit.

Tout porte à croire qu'il était dans de mauvaises conditions d'alimentation.

6 juin. Depuis deux ou trois jours, le petit malade a perdu sa gaieté ; il a des quintes de toux.

Le 11. Température élevée : apparition d'une éruption rubéolique sur le menton, les joues et le bord cubital des avant-bras.

L'enfant est transporté à la salle des rougeoles.

On lui applique le maillot humide pendant une heure (de midi à une heure).

Le soir, l'éruption est bien sortie.

Le 12. Dyspnée intense. Fièvre. Agitation. On enveloppe l'enfant dans le maillot humide pendant une demi-heure, à onze heures du matin et à trois heures de l'après-midi. Chaque fois, l'enfant s'est endormi et la dyspnée s'est calmée.

Le 13. Dyspnée. Fièvre. Matité à la base droite.

Au même niveau, souffle, retentissement de la voix, râles sous-crépitants fins. Le maillot humide est appliqué quatre fois, de cinq heures du soir à minuit. Chaque application a duré une demi-heure.

Le 14. T. R., à dix heures du matin, 41°. Dyspnée intense.

L'enfant est enveloppé dans un drap mouillé avec de l'eau à 10° centigrades. On l'y laisse une demi-heure. L'opération est répétée quatre fois dans l'après-midi, dans les mêmes conditions.

Le soir, à six heures, l'enfant est calme ; il respire mieux.

Le 15. Température excessive. Teinte cyanique de la face et des extrémités. Décès.

Autopsie. — Broncho-pneumonie bilatérale : hépatisation et pus dans les bronches.

Observation XI (communiquée par M. le Dr Colrat).

Broncho-pneumonie.

Ruff... (Antoine), âgé de 16 mois, entré le 3 mars 1883 à l'hôpital de la Charité, dans le service de M. Colrat (salle Sainte-Jeanne, n° 9).

Cet enfant est d'aspect misérable ; son alimentation a certainement été mauvaise et insuffisante ; il est triste et tousse un peu depuis un mois. Toutefois, l'auscultation ne révèle rien de particulier.

20 mars. L'enfant prend des forces.

10 avril. Température élevée ; angine légère sans exsudation sur les amygdales, tuméfaction des ganglions du cou. Au cou, sur la ligne médiane, petite plaie d'aspect diphthéritique. Aphonie.

A la percussion, la sonorité du thorax paraît normale.

A l'auscultation, on constate quelques râles muqueux à bulles moyennes aux deux bases ; pas de souffle, pas de retentissement de la voix.

Le 11. L'aphonie a disparu ; les cris sont aigus, la toux aboyante. On constate de plus une tuméfaction considérable des ganglions inguinaux du côté gauche, avec œdème assez accusé du membre inférieur du même côté.

A l'auscultation, on ne trouve aucun signe particulier.

La plaie du cou, sous l'influence d'un pansement au chloral, s'est sensiblement modifiée.

Le 12. L'œdème de la jambe a diminué légèrement.

Le 16. Les ganglions cervicaux et inguinaux ont notablement diminué de volume. L'état général est meilleur.

Le 20. L'œdème de la jambe a disparu ; l'engorgement ganglionnaire a sensiblement diminué. État général bon. Voix naturelle.

1er mai. Fièvre, perte de l'appétit, toux. A l'auscultation, souffle superficiel à la base droite, bronchophonie.

Le 2. A la partie moyenne du poumon droit, souffle et bouffées de râles crépitants, retentissement de la voix et de la toux.

Le 4. Agitation, dyspnée. Maillot humide pendant un quart-d'heure. A la suite de cette application, la soirée a été plus calme ; l'enfant a mieux respiré.

Le 6. La dyspnée est moins intense; l'état local s'est amélioré un peu, mais l'enfant ne s'alimente plus et dépérit.

Le 7. L'enfant refuse toute nourriture.

Le 9. Décès.

Autopsie. — Lésions habituelles de la broncho-pneumonie : hépatisation et pus dans les bronches.

Observation XII (personnelle).

Rougeole. — Broncho-pneumonie.

Van... (Joseph), âgé de 15 mois, entré le 9 juillet 1883 dans le service de M. Colrat (salle des rougeoles, n° 10), à l'hôpital de la Charité. L'éruption rubéolique est apparue le matin même du jour où l'enfant est admis à l'hôpital.

15 juillet. L'éruption s'est bien faite. Aujourd'hui, elle a disparu, mais la fièvre persiste. A l'auscultation, au sommet droit, on entend du souffle et des râles sous-crépitants fins.

Le 16. Fièvre vive, agitation, dyspnée. Les phénomènes pulmonaires sont un peu plus accusés que la veille. On applique le maillot humide à quatre heures de l'après-midi jusjusqu'à cinq heures. Pendant et après l'enveloppement, l'enfant a été plus calme et a respiré plus facilement. On applique un second maillot à huit heures.

Le 17. Même état. On applique quatre fois le maillot humide dans l'après-midi. Même amélioration passagère.

L'enfant, aujourd'hui, a eu quelques vomissements qui ont été arrêtés avec du vin de Champagne.

Le 18. L'enfant n'a pas eu de vomissements depuis hier. L'agitation est moins grande. Mêmes signes stéthoscopiques. Sur le soir la dyspnée reparaît, on applique le maillot humide pendant une demi-heure.

Le 19. Mêmes signes stéthoscopiques. L'enfant est assez calme.

Le 20. Le facies est altéré; l'enfant ne s'alimente plus.

Le 21. Décès.

OBSERVATION XIII (personnelle).

Broncho-pneumonie droite. — Rougeole.

Bel... (Caroline), âgée de 19 mois, entrée le 10 avril 1883, à l'hôpital de la Charité, dans le service de M. le Dr Colrat (salle Ste Jeanne, n° 3).

Cette enfant est d'aspect assez chétif; elle a été sevrée prématurément; elle a ses incisives en haut et en bas. Depuis un mois environ, elle tousse; mais depuis quelques jours elle est devenue très oppressée et la toux est plus fréquente. L'appétit est conservé.

A la percussion : matité en arrière, à la partie moyenne du poumon droit.

A l'auscultation : dans la région mate, à droite, souffle lointain à l'inspiration. Aux deux bases pulmonaires, et même jusqu'au-dessus de la partie moyenne, nombreux râles humides, de grosseur moyenne, s'entendant aux deux temps de la respiration.

18 avril. Le souffle s'entend jusqu'à la base, à droite. L'enfant mange et n'a pas de fièvre; en somme, l'état général est assez satisfaisant.

Le 30. Plus de souffle ni de matité à droite, mais des râles humides des deux côtés. Le soir, élévation subite de la température et epistaxis.

2 mai. A la base droite, le souffle a reparu, mais il est plus superficiel. Au même niveau, œgophonie légère sans retentissement de la voix. Râles muqueux des deux côtés.

Le 4. Température très élevée. Agitation, dyspnée. On applique deux fois le maillot humide dans l'après-midi, pendant un quart d'heure. Cela procure un peu de sommeil et decalme à l'enfant.

Le 8. Apparition d'une éruption rubéolique à la face et sur les membres.

Le 9. Ce matin la température est à 41°. Dyspnée et agitation : maillot humide pendant un quart-d'heure. A midi et à cinq heures, bain d'un quart-d'heure à 25° pendant dix minutes.

Le 12. Température excessive. Décès.

Autopsie. Broncho-pneumonie droite sans tubercules,

Observation XIV (communiquée par M. le Dᴿ Colrat).

Rougeole. — Albuminurie. — Broncho-pneumonie.

Math... (J-P.), âgée de 2 ans et demi, entrée le 5 avril 1883, à l'hôpital de la Charité, dans le service de M. le Dᴿ Colrat salle des rougeoles, n° 4).

Cette enfant arrive avec une éruption rubéolique bien caractérisée.

Il y a un peu de toux. La sonorité du thorax paraît normale.

A l'auscultation, on entend des râles ronflants et sibilants dans les deux poumons. Il n'y a pas de souffle.

8 avril. L'éruption a disparu mais la température reste élevée. Toux, dyspnée, somnolence, anorexie complète. Pas d'angine, pas d'exsudat à l'arrière-gorge. Les urines, traitées par la chaleur et l'acide azotique, donnent un précipité albumineux des plus abondants.

Percussion : Matité dans les deux tiers inférieurs du poumon gauche.

Auscultation : Au niveau de la matité, souffle intense et râles sous-crépitants fins. Partout ailleurs, râles ronflants et sibilants mêlés à des râles humides très abondants.

Pas d'angine, pas de ganglions; cependant la voix est éteinte.

Dyspnée assez accusée, face pâle, lèvres légèrement cyanosées.

Le 10. Mêmes signes stéthoscopiques. Beaucoup d'albumine dans les urines. Le soir, il y a du délire, de l'agitation, une dyspnée intense. On fait donner pendant la nuit trois bains de dix minutes, à 25" cent.

Le 14. Mêmes signes physiques. La dyspnée est toujours grande. On applique quatre fois le maillot humide dans la soirée.

Le 15. Même état. Même traitement.

Le 16. Les parents emmènent l'enfant, qui meurt dans la soirée.

Observation XV (communiquée par M. le Dᴿ Colrat).

Rougeole. — Diphthérie. — Broncho-pneumonie.

Arp... (Giov..., âgé de trois ans), entré le 5 avril 1883, à l'hôpital de la Charité, dans le service de M. Colrat (salle des rougeoles, n° 13).

Les parents étant étrangers, on n'a que des renseignements fort incomplets sur cet enfant. Il serait malade depuis trois jours. La face, le tronc, les membres, sont couverts d'une éruption rubéolique bien caractérisée. Il y a de la conjonctivite et du coryza. La peau est sèche et brûlante.

Le petit malade s'agite dans son lit et ne répond à aucune question. Si on le remue, il essaie de crier, mais sans pouvoir y parvenir ; l'aphonie est à peu près complète.

Les amygdales sont un peu plus volumineuses qu'à l'état normal ; elles ne sont recouvertes d'aucun exsudat, pas plus, d'ailleurs, que la paroi postérieure du pharynx. Les ganglions du cou ne sont ni tuméfiés, ni douloureux.

L'enfant tousse un peu. Il est oppressé.

Percussion : Matité considérable dans les deux tiers inférieurs du poumon gauche, en arrière. En avant, le poumon est sonore.

Auscultation : A gauche; au niveau de la matité, souffle intense qui tantôt existe seul, tantôt s'accompagne de râles sous-crépitants très fins. Dans le tiers supérieur du poumon gauche respiration puérile.

A droite, rien d'anormal.

Le cœur n'est pas déplacé, les battements sont réguliers.

Le 6. L'éruption pâlit légèrement. Mêmes signes physiques. Dyspnée des plus intenses, agitation, fièvre vive.

On donne pendant la nuit trois bains de dix minutes de durée, à 25° centigrades.

Le 7. Même état. L'aphonie persiste. L'examen direct du gosier ne révèle rien d'anormal.

On donne pendant la nuit trois bains de dix minutes de durée, à 25° centigrades.

Le 9. Décès à 6 heures du matin.

Autopsie. Elle est faite vingt-quatre heures après la mort. Poumon gauche : hépatisation de tout le lobe inférieur et du tiers inférieur du lobe supérieur. Grains jaunes nombreux. Dilatation bronchique. Les bronches renferment des fausses membranes blanches se détachant facilement de la muqueuse. La trachée en renferme aussi. Le larynx est recouvert par une fausse membrane blanche, adhérente, mais qui se laisse enlever avec des pinces en assez larges lambeaux. Ces fausses membranes siègent au-dessous des cordes vocales qu'elles atteignent. Elles ressemblent de tous points aux fausses membranes diphthéritiques.

Le poumon droit est normal, sauf en quelques points, où l'on observe de l'emphysème et dans d'autres de l'atélectasie. Sur les deux plèvres viscérales, on voit de nombreuses tâches de Tardieu. Ecchymoses miliaires, atteignant parfois la grosseur d'une lentille. Cœur, foie, rate, reins normaux.

L'intestin présente les lésions suivantes : 1° les plaques de Payer les plus voisines du cæcum sont tuméfiées. Sur les trois ou quatre plaques les plus voisines, on voit que les follicules qui les composent, font une saillie d'environ un millimètre. Leur coloration est rouge violette ; nulle part il n'y a d'ulcérations. Les plaques de Peyer situées au-dessus, sont hyperhémiés, quelques-unes présentent une petite tuméfaction dans des points circonscrits. Les ganglions mésentériques sont hypertrophiés.

OBSERVATION XVI.

(Personnelle.)

Léob... (Joséphine), âgée de 18 mois, entrée le 17 août 1883, à l'hôpital de la Charité, dans le service de M. le Dr Colrat (salle Sainte-Jeanne, n° 9).

Cette enfant est d'apparence chétive ; elle a la coqueluche depuis une quinzaine de jours. Les quintes sont extrêmement violentes et provoquent des vomissements. Diarrhée depuis une semaine environ.

1er septembre. La diarrhée est moins forte, mais les quintes de toux ne diminuent pas d'intensité ; elles sont, d'ailleurs, toujours aussi fréquentes.

Le 10. Les quintes sont moins violentes ; il y a toujours un peu de diarrhée.

Le 17. Ce matin, à la visite, on constate que l'enfant a de la fièvre et est oppressée. A la percussion, matité dans tout le poumon droit. Au même niveau, obscurité presque complète de la respiration, pas de souffle ni de râles. A gauche, respiration supplémentaire. A dix heures du matin, T. R. 39,5. L'enfant est placée alors dans le maillot humide (à quatre doubles). On l'y laisse trois quarts d'heure. Au bout de ce temps, la température est tombée à 39,3. On applique aussitôt un nouveau maillot qu'on laisse trente-cinq minutes. Au bout de ce temps, la température est à 38,7. L'après-midi a été plus calme. Le soir, la température n'a pas dépassé 38,7.

Le 21. La diarrhée et les quintes de toux persistent. Les signes physiques se sont modifiés depuis deux jours : on entend la respiration dans tout le poumon droit, mais on perçoit des bouffées de râles crépitants au moment de l'inspiration, et tout à fait à la base.

Rien à gauche. Depuis le 17, la température n'a pas dépassé 39° et la dyspnée a disparu.

3 octobre. Respiration complètement normale à la base droite et dans le reste de la poitrine. Les quintes de coqueluche ont presque totalement cessé. Il y a encore un peu de diarrhée. La petite malade paraît engraisser un peu.

Le 25. L'enfant quitte l'hôpital dans un état très satisfaisant. Elle a pris beaucoup de force et d'embonpoint.

OBSERVATION XVII.

(Communiquée par M. le Dr Colrat.)

Gl... (Eulalie), 19 mois, entrée le 2 novembre 1883, à l'hôpital de la Charité, salle Sainte-Jeanne, n° 3. Service de M. le D Colrat.

Pas d'antécédents héréditaires. Cette enfant a de la diarrhée depuis une quinzaine de jours et, ces jours-ci, elle s'est mise à tousser un peu et sa voix est légèrement altérée.

5 novembre. Depuis hier, agitation, perte de l'appétit, oppression ; la diarrhée continue. La percussion du thorax ne révèle rien d'anormal, mais à l'auscultation on trouve de nombreux râles muqueux aux deux bases.

Le 6. Température très élevée, agitation extrême. On donne de l'ipéca qui provoque quelques vomissements et on applique deux draps mouillés successifs. L'enfant est ensuite beaucoup plus calme. L'enveloppement humide est renouvelé dans la soirée.

Le 7. Toux persistante. Les râles sont moins abondants.

La petite malade vomit le peu qu'elle mange ; diarrhée abondante et fétide. Dans la matinée, on applique le drap mouillé pendant trois quarts d'heure.

Le 8. On suspend l'usage du drap mouillé, l'enfant ayant toujours les extrémités froides depuis l'application d'hier matin. Néanmoins, la température centrale est toujours élevée (39,5). A l'auscultation, râles sous-crépitants à la base droite ; au sommet gauche, respiration rude, presque soufflante. Dyspnée assez intense. Les vomissements se sont renouvelés plusieurs fois ; la diarrhée a un peu diminué sous l'influence du bismuth et des lavements laudanisés.

Le 9. Mêmes signes physiques. Somnolence, vomissements, diarrhée. Les extrémités sont toujours froides ; la température centrale demeure élevée ; depuis quatre jours, on observe le type inverse.

Le 10. La petite malade va un peu mieux. Elle a mangé un peu, il n'y a pas eu de vomissement et la diarrhée tend à cesser. Les signes physiques du côté des poumons restent les mêmes : râles sous-crépitants, par bouffées, à droite. Râles muqueux à l'inspiration à la base gauche. P. 128. T. 48.

Le 12. La température est tombée à la normale. La petite malade mange mieux, mais elle tousse toujours. Signes physiques : mêmes râles, souffle inspiratoire à la base droite.

Le 13. Même état. On constate la sortie d'une nouvelle dent, l'incisive gauche inférieure. Probablement sous cette influence, la température est remontée.

Le 20. Depuis le 15 au matin, la température est tombée. La malade mange du potage et de la viande crue, boit du lait et du bouillon. La diarrhée a complètement cessé. La gaieté est revenue. En somme, transformation complète de l'état général. En revanche, il n'y a aucune modification du côté des poumons ; râles sous-crépitants des deux côtés, souffle à la base droite.

Le 26. Hier, indigestion, vomissements. Mêmes signes stéthoscopiques.

Le 27. La température s'élève un peu le soir.

Le 28. Mêmes signes physiques à la base droite. Au sommet gauche la voix est retentissante et la respiration paraît un peu soufflante, mais il n'y a pas de râles. La petite malade n'a pas dormi, mais l'appétit est toujours bon.

4 décembre. Appétit excellent. La petite malade tousse en-

core, mais les signes physiques se sont modifiés ; à la base droite, il y a encore quelques râles muqueux, mais il n'y a plus de souffle ; à gauche quelques râles disséminés.

Le 15. L'enfant va très bien.

Le 26. Rechute. Toux, dyspnée intense, souffle aux deux bases. On fait faire sur tout le corps des onctions avec du cérat.

Le 30. Les onctions au cérat ont été répétées chaque jour sans résultat. L'état de l'enfant est désespéré.

Le 31. Décès.

Autopsie. — Le poumon gauche est à peu près normal ; il est seulement un peu congestionné. Du même côté, il y a quelques adhérences pleurales.

A droite, le lobe inférieur est volumineux, dur, il ne crépite pas. A la coupe, on constate que les bronches sont énormément dilatées et contiennent beaucoup de pus. Les lobes supérieurs paraissent sains. Nulle part on ne trouve de granulations tuberculeuses.

Observation XVIII.

(Communiquée par M. le D^r Fr. Glénard.)

Roger (G...), 20 mois.

Le 25 avril 1882, sans cause appréciable (évolution des canines ?) vomissements, peau brûlante et sèche, agitation, anorexie, insomnie complète.

Le 26. Malgré un bain de 10 minutes, à 28° le mat. à 10 h., persistance des mêmes symptômes.

27 avril. Aucun changement, malgré quinine, digitaline, lavement huileux, et le soir, lavement froid. M. le professeur Berne avait bien voulu s'adjoindre à moi pour me guider dans les soins du petit malade. A ce moment, on ne trouve aucun signe de localisation et, comme une épidémie de fièvres éruptives sévissait dans le quartier, on songea à l'invasion d'un exanthème aigu fébrile et, en particulier, vu l'absence de symptômes morbilleux, et la température très élevée dès le premier jour, à une scarlatine.

Le 28. Même état, on constate enfin, de la matité à la base droite, avec souffle bronchique, sans râles. Rien à gauche.

R. Quinine (0,20), vésicatoires, oxyde blanc.

Le 29. 6 heures soir, T. 41 ; P. 152 ; R. 84.

Le 30. 9 heures mat., T. 39,1 ; P. 136 ; R. 84.

    4 heures soir., T. 40,6 ; P. 140 ; R. 80.

1er mai. Vomissement ; 2 h. soir, T. 40,8 ; P. 144 ; R. 100. Lavement froid.

A 6 h. s., sueurs ; on croit la défervescence proche.

Le 2. Somnolence, carphologie, facies grippé ; le soir, lavement froid.

A 7 h., syncope ; injection d'éther (1 g.).

R. Boissons alcooliques.

    8 h. m., T. 40,2 ; P. 135 ; R. 70.

    6 h. s., T. 41,2 ; P. 140 ; R. 76.

Le 3. Aggravation des symptômes cérébraux, mouvements continuels de mastication ; rotation incessante de la tête, cris plaintifs ; coma vigil, dépression et pâleur extrêmes. A 9 h. m., injection d'éther ; à 2 h. s., convulsions, surtout après les accès de toux.

R. Calomel, quinine. Lotions froides, vinaigrées à tout le corps, renouvelées toutes les deux heures.

    10 h. m., T. 40,8 ; P. 128 ; R. 82.

    3 h. s., T. 41,4 ; P. 120 ; R. 96.

Le 4. Les convulsions ont persisté et, vers deux heures du matin, ont revêtu l'aspect tétanique de l'opistothonos ; impossibilité de déglutir. Un bain de dix minutes, à 33° centigr. fait cesser les convulsions à 10 heures du matin, mais il est suivi d'une syncope, combattue de suite par une injection d'éther.

R. Compresses froides, renouvelées toutes les cinq minutes sur le tronc ; vessie de glace sur la tête ; coton aux extrémités.

    8 h. m., T. 41,2 ; P. 120 ; R. 72.

    1 h. s., T. 41,5 ; P. 140 ; R. 92.

Le 5. Les compresses froides ininterrompues ont une action sédative remarquable sur le système nerveux.

A l'auscultation, râles sous-crépitants fins à droite, rien à gauche. Toux sèche et quinteuse. A 1 heure soir, menace de syncope, combattue par une injection d'éther ; à 7 heures soir, même état syncopal, injection d'éther.

Lacour.   4

R. Continuer les compresses froides et la vessie de glace.

10 h. m., T. 41 ; P. 130 ; R. 70.

4 h. s., T. 41,4 ; P. 148 ; R. 85.

Le 6. Nuit meilleure. La toux devient plus grosse ; gros râles sous-crépitants ; toujours rien à gauche. L'état comateux, la dysphagie persistent. La carphologie cesse.

R. Compresses froides, vessie de glace.

10 h. m., T. 39,6 ; P. 120 ; R. 70.

4 h. s., T. 40,4 ; P. 124 ; R. 72.

Le 7. Même état. Le soir, on lève comme d'habitude l'enfant, pour faire son lit ; syncope, injection d'éther.

R. Compresses froides.

10 h. m., T. 39,9 ; P. 130 ; R. 70.

4 h. s., T. 40,6 ; P. 145 ; R. 85.

Le 8. Amélioration. Herpès labial, plaintes, agitation ; les secousses de la toux paraissent provoquer une vive douleur céphalique.

R. On supprime les compresses, sauf sur le front.

10 h. m., T. 40,1 ; P. 128 ; R. 70.

4 h. s., T. 40,6 ; P. 128 ; R. 80.

Le 9 (15e jour). Depuis hier soir, le facies s'est profondément altéré ; à partir de deux heures du matin, on voit s'accentuer la pâleur et la dépression ; la température, malgré une injection d'éther, s'abaisse graduellement ; le facies prend une lividité cadavérique ; à 11 h. 30, le pouls ne bat plus, la respiration est imperceptible, les doigts sont violacés, le nez et les lèvres bleuâtres, l'œil morne et stupide ; on attend la mort d'une minute à l'autre ; c'est le collapsus agonique. Enfin, à la limite apparemment la plus extrême, on tente encore une injection d'éther. L'effet tient du miracle ; la température se relève, le pouls reparaît, le facies s'anime. Quinze minutes après l'injection, l'enfant buvait un potage de farine lactée ; une heure après, il s'endormait d'un sommeil paisible (voir la courbe pour la température relevée d'heure en heure.)

Le 10. L'enfant est jugé sauvé, bien qu'il ne reconnaisse encore personne.

R. Sulfate de quinine.

Presque tous les jours, du reste, depuis le début de la maladie, ce médicament a été donné sous forme de lavement 0,20, seul ou associé au musc. Quant aux spiritueux, il était rare qu'on les pût faire avaler. Les seuls aliments parfois acceptés étaient le lait ou la farine lactée qu'on présentait toutes les deux heures.

10 h. m., T. 39,2; P. 112; R. 50.

4 h. s., T. 38,6; P. 96; R. 35.

Le 11. Prurit du scrotum, que l'enfant tire avec rage; plaintes vagues.

10 h. m., T. 38,1; P. 112; R. 48.

4 h. s., T. 38,1; P. 104; R. 44.

Le 12. Impetigo du cuir chevelu; surexcitation et plaintes.
Bain de 4 minutes à 34° à 4 heures du soir.

La sonorité du thorax est presque normale. L'enfant, pour la première fois, reconnaît sa mère.

10 h. m., T. 37,9; P. 116; R. 48.

4 h. s., T. 38,2; — —

Le 13. L'amélioration persiste.

Le 14. L'enfant reste levé presque toute la journée. Appétit.

Sonorité normale, à droite. Toux grasse.

Le 15. L'oreille gauche donne issue à un liquide purulent ; abcès tubéreux des deux fesses.

Le 18. Ponction des deux abcès. Première sortie.

La nuit a été excellente.

La température, qui avait oscillé entre 38,2 et 38,6, tombe à 37,9 à 4 heures du soir, le lendemain à 37,5 à la même heure.

Le 25. L'enfant est emmené à Vichy, où, bien que passant toute la journée en plein air, il resta encore pâle et triste pendant trois mois, mais il ne toussa pas une seule fois. Enfin, au milieu d'août, il reprit en huit jours des couleurs et sa gaieté. Depuis lors, sa santé a toujours été parfaite.

OBSERVATION XIX.

(Communiquée par M. le Dr Colrat.)

Daub.... (Marie), 13 mois. Cette petite malade est entrée à la Salle Sainte-Jeanne, n° 13, au mois de septembre 1882, pour des accidents de dentition et de la diarrhée. Elle a eu la rougeole au mois de mai 1882, et depuis cette époque, elle a toujours toussé.

Au moment où nous prenons le service (1er janvier 1883),

cette enfant a de la fièvre le soir. Nous apprenons d'ailleurs, que, pendant les premiers jours de décembre, elle a eu des températures assez élevées, pour qu'on lui ait fait administrer quotidiennement plusieurs lavements froids. Cette hyperthermie était accompagnée de phénomènes thoraciques graves.

Actuellement, l'état général n'est point mauvais.

A l'examen du thorax, nous trouvons de la matité du côté gauche, de la résonnance de la voix et des râles sous-crépitants très abondants.

Le 18. La matité persiste encore, mais il n'y a plus ni râles, ni résonnance de la voix. L'état général est très bon.

16 février. La malade quitte l'hôpital guérie.

Bien que cette observation soit assez incomplète, et que le traitement, employé dans ce cas, diffère notablement de celui que nous avons mis en usage, il n'en est pas moins vrai qu'il s'est agi là d'une broncho-pneumonie, et que la médication a été hydriatrique. A ce titre, cette observation méritait de figurer dans notre recueil.

En somme, nous avons traité 19 malades. De ces 19 malades, 17 appartiennent à la 2ᵉ année de la vie. Un seul avait 3 ans révolus ; un autre était âgé de 2 ans 1/2. 11 sont morts, 8 ont guéri. On nous permettra, toutefois, de mettre à part l'observation V. Nous avons obtenu là une guérison complète, qui a persisté deux mois. Si l'enfant avait pu être retirée de l'hôpital, et soustraite à l'influence fâcheuse du milieu, nul doute qu'on eût évité la rechute qui l'a emportée. La même remarque pourrait être faite aussi pour l'observation XVII.

Parmi ceux qui sont morts, six étaient atteints de broncho-pneumonie morbilleuse, un est mort de gangrène pulmonaire, un troisième avait une pleurésie concomitante, un quatrième était athrepsique, deux n'ont présenté aucune particularité.

Parmi ceux qui ont guéri, sept ont eu des broncho-pneumonies consécutives à des bronchites ; chez un seul, on trouve la coqueluche comme maladie primitive. Ce dernier cas a été particulièrement bénin, et l'on pourrait penser qu'il s'est agi là d'une simple congestion : cependant nous croyons, à cause de la fixité des signes physiques et de leur persistance pendant cinq ou six jours, qu'il y a eu réellement un noyau de broncho-pneumonie.

Le cas qui nous a été fourni par M. le Dr Glénard appelle aussi la discussion. Le début brusque de l'affection, l'intégrité constante d'un des poumons pendant toute la durée de la maladie, et divers autres signes encore, pourraient faire croire à une pneumonie fibrineuse. La marche de la température nous paraît éloigner cette hypothèse. La chute brusque du quinzième jour, accompagnée de syncope et de symptômes très graves, ne peut pas être regardée comme une *crise*. Du reste, les jours suivants, la température a repris un type fébrile.

Ziemssen et Steffen, qui ont traité tous leurs malades par la méthode réfrigérante, ont évidemment obtenu des résultats plus favorables que nous. Nous croyons en trouver la raison dans ce fait que beaucoup de leurs cas ont été fournis par la clientèle civile, tandis que toutes nos observations, sauf une seule, ont été recueillies dans les hôpitaux. En outre, beaucoup de leurs malades étaient plus âgés que les nôtres. Enfin, la méthode qu'ils ont employée diffère sensiblement, ainsi que nous l'avons vu, de celle dont nous avons fait usage le plus habituellement. La statistique de ces auteurs et la nôtre sont donc composées d'éléments dissemblables, et ne peuvent être comparées.

Les autres auteurs, que nous avons consultés, ne produisent aucun chiffre.

CONCLUSIONS.

Le traitement hydrothérapique, sous forme de bains tièdes ou de maillot humide, répond aux indications formulées par les auteurs classiques.

La première indication est de provoquer de puissants mouvements respiratoires pour désobstruer les bronches, chasser les mucosités et rendre sa perméabilité au poumon. Pour déterminer cette action réflexe, aucun moyen n'est plus énergique que le bain ou le drap mouillé. Ils ont d'ailleurs, sur les vomitifs, l'avantage de ne pas déprimer les forces, et, sur les révulsifs, celui de ne pas augmenter l'agitation des malades.

La deuxième indication est d'abaisser la température lorsqu'elle est excessive. L'expérience prouve que l'application réitérée et fréquente du drap mouillé est ici toute puissante.

La troisième indication est de soutenir les forces du malade et d'aider, par tous les moyens possibles, à son alimentation. Or, l'emploi de l'hydrothérapie réveille les fonctions digestives. C'est dans la période de calme qui suit le bain ou l'application du maillot humide que l'enfant accepte le plus facilement de la nourriture.

Chez les enfants de un à deux ans, le drap mouillé est d'un emploi plus commode que le bain. L'abaissement de température qu'il occasionne est minime, lorsque l'application n'est pas renouvelée à de courts intervalles.

Le traitement hydrothérapique n'est plus indiqué dans les dernières périodes de la maladie, alors que l'état général est très mauvais, que l'enfant est plongé dans la torpeur, que le teint est plombé et que les extrémités sont froides et cyanosées, bien que la température centrale soit très élevée. Il faut alors craindre le collapsus.

Paris. — A. PARENT, imp. de la Fac de médec., A. DAVY, successeur,
52, rue Madame et rue M le-Prince, 14.